CONSIDÉRATIONS GÉNÉRALES

SUR L'INFLUENCE RÉCIPROQUE DE LA GROSSESSE

ET DES MALADIES DU CŒUR

GROSSESSE

ET

AFFECTIONS MITRALES

LEUR INFLUENCE RÉCIPROQUE

PAR

Joseph CHASSERAU

Docteur en médecine

« Pour bien connaître les choses,
il faut les voir venir. »
TURPIN.

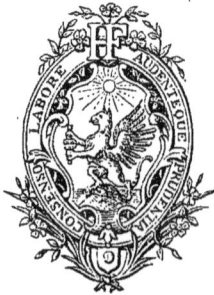

MONTPELLIER

IMPRIMERIE CENTRALE DU MIDI

(HAMELIN FRÈRES)

1892

CONSIDÉRATIONS GÉNÉRALES
SUR L'INFLUENCE RÉCIPROQUE DE LA GROSSESSE
ET DES MALADIES DU CŒUR

GROSSESSE

ET

AFFECTIONS MITRALES

LEUR INFLUENCE RÉCIPROQUE

PAR

Joseph CHASSERAU

Docteur en médecine

> « Pour bien connaître les choses,
> il faut les voir venir. »
> TURPIN.

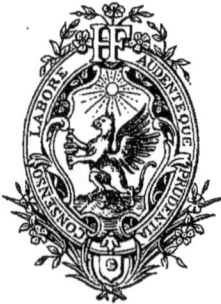

MONTPELLIER
IMPRIMERIE CENTRALE DU MIDI
(HAMELIN FRÈRES)
—
1892

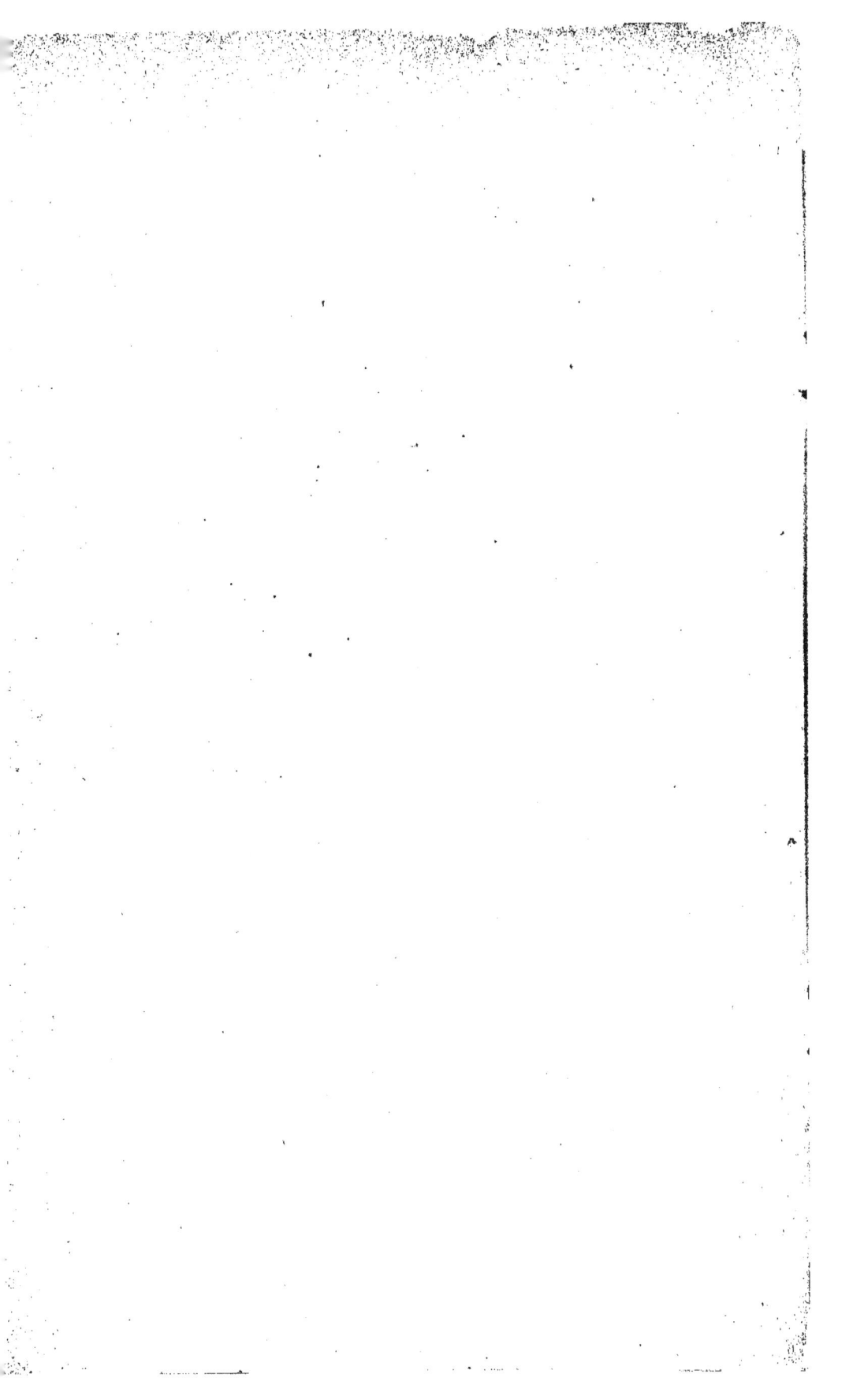

A LA MÉMOIRE DE MON PÈRE

A LA MÉMOIRE DE MON FRÈRE

A LA MÉMOIRE DE MON ONCLE

JOSEPH CHASSERAU

EX-CURÉ DE LAGARDE

A MON EXCELLENTE MÈRE

—

A LA MEILLEURE DES SŒURS

Je n'oublierai jamais les sacrifices
que tu t'es imposés pour moi.

J. CHASSERAU.

A MON BEAU-FRÈRE ET A MA SŒUR

A MON FILLEUL

A MON ONCLE JULES CHASSERAU

DOCTEUR EN MÉDECINE

A TOUS MES PARENTS

J. CHASSERAU.

A MONSIEUR LE PROFESSEUR MAIRET

DOYEN DE LA FACULTÉ

A MESSIEURS LES PROFESSEURS

GRANEL, CARRIEU, HAMELIN

A MESSIEURS LES PROFESSEURS AGRÉGÉS

GERBAUD, SARDA ET ESTOR

A TOUS MES AMIS

J. CHASSERAU.

INTRODUCTION

Dans ces dernières années, MM. Peter et Jaccoud ont attiré l'attention des médecins et des accoucheurs sur l'influence réciproque de la grossesse et des maladies du cœur. Nous avons eu la bonne fortune, durant le cours de nos études médicales, de recueillir deux observations qui se lient à ce sujet. L'une d'elles nous est personnelle. L'autre nous a été fournie par le docteur Peyret (de Toulouse). Toutes les deux ont trait à des affections mitrales. Aussi est-ce un chapitre particulier des maladies du cœur, celui des affections mitrales, que nous avons l'intention de parcourir dans ses rapports avec la grossesse. Les deux observations que nous publions nous permettront de grouper autour d'elles ce que l'on sait de plus récent sur ce chapitre de pathologie cardiaque.

Mais, avant d'entreprendre ce chapitre, nous avons cru bon, mettant en pratique le précepte de Turpin, que, « pour bien connaître les choses, il faut les voir venir », nous avons cru bon, disons-nous, de le faire précéder de quelques considérations sur l'influence réciproque de la grossesse et des maladies du cœur en général.

PLAN

Le plan que nous avons suivi est des plus simples. Nous avons divisé notre travail en deux parties.

La première partie est consacrée aux modifications physiologiques de la grossesse (ce sera là l'objet d'un premier chapitre), puis aux modifications pathologiques générales de la circulation pendant la même période. Ces dernières, qui forment un deuxième chapitre, nous amènent tout naturellement à la deuxième partie de notre travail : troubles gravidiques spéciaux aux affections mitrales.

Cette deuxième partie étant la partie essentielle de notre travail, nous la subdiviserons en trois chapitres.

Dans le premier, nous tracerons très soigneusement l'historique de la question et nous démontrerons que les affections mitrales sont de toutes les lésions valvulaires les plus fréquentes de la grossesse.

Ce point étant acquis, nous aborderons dans un deuxième chapitre l'influence de la grossesse sur les cardiopathies mitrales d'une part, puis l'influence des affections mitrales sur la grossesse d'autre part. Nous insisterons tout particulièrement sur les troubles gravido-cardiaques qui se réalisent sous chacune de ces influences, nous étudierons leur marche, leur pronostic.

Dans un troisième chapitre, nous aborderons l'histoire du traitement de ces mêmes troubles gravido-cardiaques.

Suivront les observations et les conclusions pratiques qui nous ont semblé découler de notre travail.

Bien qu'une thèse ne soit pas un ouvrage didactique, nous avons cru bon de faire précéder chacun de nos chapitres d'un sommaire aussi clair et aussi complet que possible. Il nous semble que cette façon de procéder facilite et encourage la lecture. Elle permet, suivant nous, d'embrasser d'un coup d'œil tout l'ensemble ; il y a là quelque chose qui repose l'esprit et le délasse. Il en est du lecteur comme du voyageur qui entreprend une longue course : le voyageur se sent plus de courage chaque fois qu'il trouve une borne kilométrique lui indiquant le chemin parcouru et le chemin à parcourir. Les points de repère placés en tête de chaque chapitre seront pour le lecteur ce que sont les bornes pour le voyageur. Puissent nos Juges tenir compte de nos efforts et nous accorder toute leur bienveillance dans la critique de notre dissertation inaugurale.

Nous ne saurions quitter les bancs de cette École sans témoigner toute notre gratitude à notre Doyen, M. le professeur Mairet, et à M. le professeur Granel, pour la bienveillance et les excellents conseils qu'ils n'ont cessé de nous prodiguer durant le cours de nos études médicales. Que M. le professeur Grasset veuille bien accepter tous nos remerciements pour l'honneur qu'il nous a fait en acceptant la présidence de notre thèse.

Enfin, en terminant ce préambule déjà long, nous saurons gré à nos Maîtres de nous permettre de dédier d'une façon toute spéciale ce modeste travail à notre parent, le Dr Chasserau, vieux médecin de quatre-vingt-trois ans sorti de cette École. C'est lui qui nous a fait aimer la médecine, qui nous a encouragé et secondé dans cette voie, c'est lui surtout qui nous a fait apprécier la fécondité des idées montpelliéraines. Que ce travail, tout modeste qu'il est, il l'accepte comme un juste tribut de reconnaissance dû au parent, à l'ami et surtout au médecin.

CONSIDÉRATIONS GÉNÉRALES

SUR L'INFLUENCE RÉCIPROQUE DE LA GROSSESSE
ET DES MALADIES DU CŒUR

———

GROSSESSE

ET

AFFECTIONS MITRALES

LEUR INFLUENCE RÉCIPROQUE

———

PREMIÈRE PARTIE

———

Nous la subdiviserons en deux chapitres :

Le premier ayant trait aux modifications physiologiques de la circulation pendant la grossesse ;

Le deuxième aux modifications pathologiques générales de cette même fonction chez les femmes gravides.

———

CHAPITRE PREMIER

MODIFICATIONS PHYSIOLOGIQUES
DE LA CIRCULATION PENDANT LA GROSSESSE

A. — MODIFICATIONS CHIMIQUES DU SANG PENDANT
LA GROSSESSE.

Depuis les recherches d'Andral et Gavarret, on sait que le sang de la femme enceinte est plus riche en eau, d'où une pléthore séreuse, que l'hémoglobine est diminuée et qu'au contraire la fibrine est accrue, surtout dans les derniers mois de la grossesse. Ces recherches, confirmées par Quinquand (*Chimie path.*, 1880) et par Kosin et Eckert de (Saint-Pétersbourg), démontrent donc un appauvrissement de tous les éléments du sang. Rien d'étonnant à cela. Car le fœtus joue visà-vis de l'organisme maternel le rôle d'un parasite qui s'accroît en épuisant le milieu aux dépens duquel il se développe. De là à l'anémie observée chez la mère, il n'y a qu'un pas. Bien plus, ces modifications bien évidentes du sang pendant la grossesse peuvent nous expliquer certains troubles de la nutrition. Ceux-ci peuvent tenir à deux causes :

1° A cette composition du sang ;

2° A une action obscure du système nerveux.

Or cette pauvreté du sang est susceptible de déterminer des altérations du cœur. Léopold Perl les a produites expérimentalement chez le chien par des saignées successives. Tant que le myocarde est sain, il suffit à l'excès de travail qu'il doit fournir pour compenser une insuffisance ou un rétrécissement valvulaire. Aussitôt qu'il est touché, il ne s'accommode plus à ses fonctions et tous les troubles mécaniques de la circulation se déroulent pour aboutir aux troubles cardio-pulmonaires et à l'asystolie. Tant vaut le muscle cardiaque, tant vaut le cardiopathe. Or le myocarde peut être atteint pendant la grossesse par suite d'une irrigation sanguine pauvre, d'où prédisposition aux maladies du cœur.

A cette pauvreté du sang, ajoutons la difficulté de l'hématose, car le pouvoir respiratoire du sang est diminué pendant la grossesse, et nous aurons une cause de déchéance nutritive de plus.

B. — SYSTÈME CENTRAL. — CŒUR

Si nous ouvrons un livre d'accouchements écrit en France, quel qu'il soit, nous y trouvons enseigné que toute femme grosse subit une hypertrophie cardiaque. Or cette hypertrophie est niée par beaucoup de médecins, elle est surtout contestée en Allemagne. Nous verrons tout à l'heure comment on peut concilier ces deux opinions extrêmes.

Et d'abord, posons une question qui nous aidera à résoudre le problème. Le cœur est-il susceptible de fatigue ? Oui, dirons-nous avec M. Carrieu (thèse d'agrégation sur la fatigue).

Et pourquoi en serait-il autrement ? Tous les muscles de l'é-
conomie peuvent, sous l'influence du travail, se fatiguer et devenir malades, et le cœur, ce muscle à part, ayant une fonction distincte, considérable, formé d'un tissu musculaire qui
se nourrit, se contracte indéfiniment sans trêve ni repos, ne
pourrait subir l'influence d'un travail exagéré... Déjà, à l'état
physiologique, le cœur peut subir des modifications sous l'influence de la fatigue. On sait que, par le fait seul d'un exercice musculaire un peu violent, on voit s'élever le nombre des
contractions cardiaques en même temps que l'énergie du cœur
est accrue. On comprend que, si la fatigue devient trop considérable, l'état pathologique puisse faire place à l'état physiologique. Et, de fait, on connaît des exemples nombreux de
maladies du cœur se développant sous cette influence seule
en dehors de tout rhumatisme et de tout alcoolisme. Or le
cœur d'une femme grosse est bien certes un cœur qui se
fatigue, il assure à lui seul une tâche double : il doit nourrir
deux êtres et il doit régulièrement les nourrir neuf mois. C'est
bien là, s'il en fût, une surcharge physiologique, puisque elle
entraîne un travail nouveau et continu. Le cœur peut donc
se fatiguer, et comme tout muscle sous l'influence de la fatigue
il va réagir, il va puiser dans ses propres forces pour lutter
et pour lutter, il va s'hypertrophier.

Nous voilà donc ramenés au point de départ. Le cœur est-
il hypertrophié chez les femmes grosses ? Il semblerait, d'après
ce que nous venons de dire, que nous admettons que partout
et toujours nous trouverons un cœur hypertrophié chez toute
femme grosse. Eh bien ! non, nous n'allons pas jusque-là.
Nous sommes d'avis que chez la plupart des femmes grosses
le cœur est hypertrophié, mais il peut parfaitement bien se
aire que chez beaucoup le cœur reste normal. Il faut ici,
lcomme partout ailleurs en médecine, tenir compte de l'état
individuel, des maladies antérieures, etc. Telle femme grosse,

robuste, vigoureuse, sera évidemment portée à bien nourrir le fœtus qu'elle porte, sans que pour cela son cœur, qui se nourrit très bien d'un sang riche, ait besoin de s'hypertrophier. Il n'en sera plus de même d'une femme anémique, nerveuse, mal nourrie. Celle-ci presque à coup sûr aura, à un moment donné de sa grossesse, un cœur hypertrophié.

Comme conclusion nous admettrons donc, en faisant de l'éclectisme, que le cœur peut ou non s'hypertrophier pendant la grossesse, que cette hypertrophie très commune n'est pas cependant constante, et en cela nous sommes absolument de l'avis de M. Letulle.

Nous ne saurions partager l'opinion de Wessner et de l'École allemande, qui n'admettent point d'hypertrophie physiologique du cœur pendant la grossesse.

Les autopsies de Letulle sont là pour prouver le contraire.

Nous venons de voir que sous l'influence de la fatigue le cœur réagit en s'hypertrophiant. Est-ce à dire que sous cette même influence ce soit son seul mode de réaction ? Non. En effet, outre l'hypertrophie, le cœur, étant un muscle creux, peut se dilater.

Hypertrophie et dilatation, voilà les deux modes de réaction du cœur, sous l'influence de la grossesse. Nous connaissons l'hypertrophie. Quelques mots sur la dilatation.

Tandis que l'hypertrophie, nous l'avons dit, est contestée par l'École allemande, la dilatation au contraire est, suivant elle, la règle dans les grossesses. En France, pour Letulle, cette dilatation serait très fréquente. Elle donnerait, suivant lui, la raison de plusieurs signes observés pendant la grossesse : reflux veineux jugulaire, souffles cardiaques et vasculaires rattachés à l'anémie gravidique.

Comment expliquer ces dilatations temporaires du cœur pendant la grossesse? Leur pathogénie, suivant Letulle, serait la même que celle invoquée par Potain pour les dilatations cardiaques d'origine gastro-hépatique. Ici la sympathie viscérale du cœur droit est sollicitée par l'utérus gravide, sous l'influence d'un acte réflexe qui a pour aboutissant le rétrécissement du champ de l'artère pulmonaire et, par suite, l'augmentation de la tension sanguine dans le ventricule droit. Aussi la dilatation du cœur droit sera-t-elle le résultat de ce trouble circulatoire pulmonaire.

Quoi qu'il en soit de cette explication, qui a pour elle la logique, nous admettons la dilatation du cœur comme nous avons admis l'hypertrophie. Quand l'hypertrophie manque, on note généralement la dilatation. Mais hypertrophie et dilatation peuvent également coïncider.

En résumé, hypertrophie et dilatation sont dues à la gêne du fonctionnement cardiaque et à une irrigation insuffisante du muscle. Si le cœur réagit peu (c'est le cas chez les femmes vigoureuses), il se laisse simplement dilater ; si, au contraire, il a à lutter plus énergiquement contre l'obstacle, il y a hypertrophie. Hypertrophie et dilatation sont donc le résultat du mode de réaction cardiaque.

Nous venons de prononcer le mot obstacle. Quel est-il cet obstacle ? Ou plutôt quels sont-ils ?

En première ligne, il faut placer l'augmentation du sang pendant la grossesse. Il y a, en effet, pléthore pendant la gestation. Certains troubles : céphalée, rougeurs subites du visage, palpitations, vertiges, le prouveraient déjà. On objectera que ces troubles peuvent être purement nerveux. On peut répondre que leur amélioration par la saignée est un argument en faveur de la pléthore. Mais il est d'autres phénomènes plus importants qui plaident en faveur de cette pléthore.

Ainsi le facies de certaines femmes devient plus coloré, plus florissant, les capillaires paraissent plus distendus, telle femme ne pourra plus rentrer ses bagues. Enfin, des expériences directes faites par pesées par Heidenhain sur des lapines grosses tendent à démontrer l'augmentation de la quantité de sang pendant la gestation. Cette pléthore est donc manifeste. Or, que va-t-il se passer ? Le sang augmentant en quantité ne pourra plus se loger régulièrement dans tout l'appareil circulatoire qu'en distendant les vaisseaux. Ceci nous amène à parler des modifications qui se passent du côté du système circulatoire périphérique pendant la gestation.

C. — SYSTÈME PÉRIPHÉRIQUE. — VAISSEAUX

Nous venons de dire que le sang augmenté en quantité ne peut trouver place dans l'appareil circulatoire qu'en distendant les vaisseaux. Il est tout naturel que cette distension commence par ceux qui ont le moins de résistance. Elle commence, en effet, par les capillaires, se continue dans les veines pour passer ensuite aux artères. Les parties les plus résistantes, le cœur, ne subiront de dilatation qu'en dernier lieu. Encore même, si cette distension finit par atteindre le cœur, porte-t-elle d'abord sur ses portions les plus faibles, c'est-à-dire sur la moitié droite du cœur.

De cette masse sanguine à mouvoir résulte un nouvel obstacle contre lequel le cœur a à lutter : nous voulons parler de l'excès de tension sanguine. Cette augmentation de tension sanguine est réelle. Elle se traduit par des pulsations énergiques, résistantes, « un pouls dur », et au niveau des veines par une tendance à la dilatation, tendance qui, comme nous le verrons bientôt, peut aller jusqu'à créer des varices. Cette augmentation de tension explique en partie le pouls gravidique fort bien étudié dans une thèse très consciencieuse de

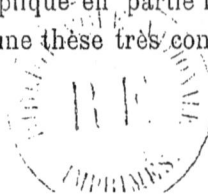

2

Pierre Longe (thèse de Paris, 1886). Le pouls devient plus fréquent, plus dur, plus dépressible qu'en vacuité. De 73 à 75 pulsations par minute, il passe à 86. L'amplitude de la pulsation est diminuée et le dicrotisme normal accusé par le sphygmographe est moins accentué.

Ces caractères s'accusent de plus en plus à mesure que l'on s'éloigne du début de la grossesse, et leur maximum de développement existe jusqu'au moment où le fond de l'utérus s'abaisse.

La fréquence du pouls paraît plus grande chez les primipares que chez les multipares.

L'auteur n'a pas rencontré l'irrégularité signalée par Bordeu pendant les jours correspondant aux époques menstruelles.

Résumons-nous : le fait le plus important est l'augmentation de la masse du sang. Celui-ci se répartit dans l'appareil circulatoire suivant les résistances variables qui lui sont offertes par les parois des vaisseaux. Chacun d'eux réagit contre cette distension et l'excès de tension sanguine qui résulte de la masse sanguine lancée, et le cœur qui en est la partie la plus puissante réagit plus énergiquement, d'où une tendance à la dilatation contre-balancée par une tendance à l'hypertrophie générale de l'organe. C'est toujours la lutte pour l'existence. Le plus fort cède le dernier.

CHAPITRE II

MODIFICATIONS PATHOGÉNIQUES GÉNÉRALES
DE LA CIRCULATION CHEZ LES FEMMES GRAVIDES

SOMMAIRE. — *CONSIDÉRATIONS GÉNÉRALES.*— A. **Système central.** — *Cardiopathies:* Le cœur peut être atteint de trois façons : *a*) Par dégénérescence du myocarde. — *b*) Par poussées d'endocardite.'— *c*) Par modifications mécaniques de la circulation. — B. **Système périphérique.** — *Vaisseaux: a*) Varices. — *b*) Phlegmasie alba dolens. — *c*) Leur pathogénie.

CONSIDÉRATIONS GÉNÉRALES

La grossesse modifie l'organisme de la femme d'une façon profonde et générale. Le sang en particulier est modifié dans sa quantité et dans sa qualité ; les tissus ne sont pas irrigués de la même manière et leur nutrition ne se fait pas dans des conditions d'irrigation suffisante. Le cœur ne fait pas exception à cette loi générale, il peut être mal nourri, et de fait il l'est souvent comme tous les autres tissus et organes. Au surplus, il est surmené pendant la gestation puisqu'il a surcroît de travail. Or mauvaise irrigation sanguine et surmenage chez une femme grosse sont bien deux conditions capables de faire naître au jour des cardiopathies jusque-là cachées, de les aggraver quand elles existent déjà, et peut-être aussi de les créer de toutes pièces. Nous discuterons plus tard cette dernière proposition.

A. — SYSTÈME CENTRAL

Sous l'influence de ce surmenage physique, le cœur peut être atteint de trois façons :

Par dégénérescence du myocarde ;

Par poussées valvulaires ;

Par troubles mécaniques de la circulation.

Quelques mots sur chacun de ces troubles.

a) Dégénérescence du myocarde. — La dégénérescence du myocarde et son affaiblissement constituent le phénomène capital. En effet, tant que le muscle cardiaque se contracte bien, il peut bien exister une lésion valvulaire, mais elle ne se traduit extérieurement par aucun signe, il n'y a pas encore maladie. Suivant qu'il sera forcé, altéré d'une façon irrémédiable ou non, on aura des troubles transitoires disparaissant rapidement ou lentement, ou des troubles permanents pouvant aboutir à la syncope et à la mort subite.

b) Poussées endocardiaques. — Ici se pose une question. La grossesse peut-elle créer de toutes pièces une endocardite ? Les données cliniques actuelles prouvent qu'il faut répondre à cette question par l'affirmative. Ollivier, le premier, a démontré l'influence de la grossesse sur la production des endocardites. Il cite à l'appui 11 cas où on ne peut invoquer d'autres causes que l'état puerpéral. Après lui, Bucquoy considère la grossesse comme une cause puissante d'affection valvulaire. « Souvent des affections du cœur chez des femmes jeunes encore ne reconnaissent pas d'autre cause que des grossesses répétées. » Depuis, l'opinion d'Ollivier et Bucquoy est acceptée par la plupart des cliniciens. Il y aurait bien une endocardite puerpérale, spontanée.

Une de nos observations vient à l'appui de cette assertion.

Il est tout naturel de penser que puisque, à elle seule, la grossesse peut créer une endocardite, une endocardite déjà constituée avant la conception doit être singulièrement aggravée par le fait même de la grossesse. Et, de fait, c'est ce qui arrive généralement. Peter l'a le premier démontré, et après lui la plupart des médecins et accoucheurs l'ont admis. Seuls, MM. Jaccoud et G. Sée, font des restrictions. Pour ces derniers, une maladie de cœur subit rarement l'influence spécifique de la grossesse; Wessner abonde dans le même sens. Ce serait pour eux une question d'espèce, d'individualité. Disons, pour terminer cette question, que les observations recueillies dans ces dix dernières années (thèses de Paris) semblent venir infirmer l'opinion de Jaccoud, pour donner raison à Peter et à la plupart des auteurs. Nous sommes plus disposés à nous ranger à l'avis de ces derniers. Notre deuxième observation est une preuve à l'appui.

c) *Modifications mécaniques de la circulation.* — Ces modifications se manifestent surtout par la rétrodilatation des vaisseaux en amont de l'obstacle. Or le cœur gauche est tributaire du poumon, et les troubles observés à la suite des lésions mitrales surtout, des lésions aortiques, mais à un degré bien moindre, retentissent sur la fonction du poumon. D'où l'un des types très nets des troubles gravido-cardiaques: congestions brusques et terribles du poumon, produisant ces suffocations, cette dyspnée poussée jusqu'à l'orthopnée, d'où ces bronchorrées abondantes mêlées ou non à du sang, d'où cet œdème pulmonaire, etc. Si les accidents pulmonaires se développent à grand fracas, les complications pulmonaires absorbent tout l'intérêt de la scène pathologique. S'ils se développent plus lentement, ils aboutissent à forcer le cœur droit et à produire l'asystolie.

Telles sont, dans leur ensemble, les modifications pathologiques que peut subir le cœur sous l'influence de la grossesse. Voyons maintenant ce qui se passe du côté des vaisseaux.

B. — SYSTÈME PÉRIPHÉRIQUE. — VAISSEAUX

Nous avons vu, à propos des modifications physiologiques que subissent les vaisseaux pendant la période puerpérale, que ces vaisseaux sont soumis à une tension considérable, et que les veines ont une tendance à la dilatation. Cette tendance, poussée un peu plus loin, réalise les varices, accident très fréquent pendant la grossesse. Les varices débutent ordinairement par les membres inférieurs (mollet); elles débutent parfois avec la grossesse, mais sont surtout marquées vers le milieu ou la fin. Elles existent chez le quart des primipares et la moitié des multipares. Parmi leurs complications, notons l'œdème, l'ulcère, la phlébite, enfin la rupture pouvant donner lieu à des hémorragies mortelles.

Des varices vulvaires accompagnent souvent celles des membres inférieurs. Elles se manifestent par un gonflement local notable, donnant parfois à la femme la sensation d'un corps étranger, par des démangeaisons que calme le décubitus dorsal en facilitant la circulation de retour (l'eau chaude agit de même en resserrant les vaisseaux).

Enfin, les varices des veines hémorrhoïdales sont très fréquentes pendant la grossesse, alors surtout que la constipation est opiniâtre. Danger d'hémorragie au moment de l'accouchement, si une déchirure du périnée s'étendait jusqu'à l'anus.

La gêne circulatoire produite par le développement de l'utérus, l'augmentation dans la quantité du sang amenée par la grossesse, et peut-être une action réflexe à point de départ utérin, peuvent rendre compte de toutes ces dilatations veineuses.

Outre les varices, on constate du côté des membres inférieurs, mais bien rarement, la coagulation veineuse ou *phlegmatia alba dolens*, affection de nature septicémique probablement. Blanc, dur, douloureux, voilà les trois caractères de l'œdème produit par cette affection. Le regretté professeur Léon Dumas a fait dans le *Montpellier médical*, 1887, deux savantes leçons sur ce sujet.

En résumé, varices et *phlegmatia*, sont les troubles pathologiques auxquels sont exposés les vaisseaux pendant la puerpéralité.

Nous voici arrivé au cœur même de notre sujet. Nous avons jusqu'ici fait une étude d'ensemble sur les troubles généraux que peut subir l'appareil de la circulation sous l'influence de la gestation. Entreprenons maintenant les troubles particuliers spéciaux aux affections mitrales.

DEUXIÈME PARTIE

GROSSESSE ET AFFECTIONS MITRALES

LEUR INFLUENCE RÉCIPROQUE

Nous avons subdivisé cette partie en trois chapitres :

Dans le premier, nous avons retracé l'historique de la ques-tion et avons démontré la prédominance des lésions mitrales sur les autres lésions valvulaires pendant la grossesse.

Dans le deuxième chapitre, nous avons étudié avec beau-coup de détails l'influence réciproque de la grossesse et des affections mitrales; nous avons aussi beaucoup insisté sur les accidents gravido-cardiaques qui en sont la conséquence, et établi leur valeur diagnostique.

Le troisième chapitre est consacré au traitement de ces troubles.

CHAPITRE PREMIER

HISTORIQUE

Porak, dans sa thèse d'agrégation, 1880, a exposé d'une façon très complète les renseignements historiques parus jusqu'à cette époque sur l'influence réciproque de la grossesse et des maladies du cœur. Nous avons analysé ce travail et nous en avons extrait tout ce qui touchait de plus près aux affections mitrales. Puis nous avons complété cet historique en mentionnant, d'après nos recherches personnelles, les travaux qui ont paru sur ce même sujet depuis 1880 jusqu'à nos jours.

Costa, le premier (Académie, 1837), donne la première observation incontestable d'une maladie du cœur aggravée par la grossesse. La malade, âgée de vingt et un ans, après des phénomènes graves de suffocation, d'œdème, accoucha à sept mois et demi de sa grossesse. Cette observation a un grand intérêt historique, parce qu'elle fut à l'Académie l'objet d'une discussion célèbre. Il s'agissait de savoir si, dans des cas semblables, on était autorisé à pratiquer l'accouchement prématuré artificiel. L'Académie, avec Desormeaux, Marc, Kergaradec, répondit par l'affirmative. Depuis lors, cette manière de voir n'a plus été contestée.

En 1848, Devilliers et Regnault considèrent l'apparition et l'aggravation de l'anasarque comme dues aux maladies du cœur, aux affections mitrales surtout.

Pour Harcher, 1859, toute lésion valvulaire augmente à mesure que la grossesse avance.

Ollivier, en 1861, va plus loin. Il prouve par des faits à l'appui, non seulement que la grossesse peut aggraver une maladie de cœur préexistante, mais aussi qu'elle peut créer de toutes pièces des lésions valvulaires. Cette opinion, nous l'avons déjà dit, est généralement acceptée par les cliniciens.

Cazeaux, 1867, montre la gravité des affections mitrales pendant la grossesse, et conseille l'accouchement prématuré artificiel quand les troubles gravido-cardiaques deviennent menaçants pour la vie de la parturiente.

En 1869, 1873, Ollivier publie une série de mémoires confirmant de nouveau, et avec plus de preuves à l'appui, la thèse qu'il avait soutenue en 1861.

En 1872, Lebert, en Allemagne, insiste sur l'existence inconnue pendant longtemps de lésions vulvaires qui ne se manifestent par aucun trouble. Celles-ci, mitrales le plus souvent, ne se manifestent pendant la grossesse par des troubles que quand la compensation devient insuffisante.

Macdonald, en 1877, établit très nettement que la grossesse a généralement une influence fâcheuse sur les affections cardiaques, influence pouvant s'expliquer par la perturbation apportée dans le fonctionnement de l'appareil vasculaire. Il va jusqu'à interdire le mariage aux cardiaques, la mortalité étant d'après ses statististiques de 3 pour 100.

Mais c'est surtout Peter qui, dès 1877, attire l'attention des cliniciens sur le sujet qui nous occupe. C'est lui qui a donné aux manifestations morbides des affections du cœur pendant la grossesse le nom de gravido-cardiaques qui lui est resté.

Il attribue à la pléthore qui survient dès le milieu de la

grossesse le rôle le plus considérable dans la pathogénie de ces troubles. C'est elle qui entraînerait une gêne de la grande circulation, mais aussi et surtout de la petite circulation, laquelle gêne retentit sur l'orifice mitral. De ses recherches, il tire les conséquences pratiques qu'il résume ainsi : « Pour une cardiopathe, pas de mariage ; si elle est mariée, pas de maternité ; si elle est mère, pas d'allaitement. » Cette formule est, on le voit, absolue. Depuis cette époque, Peter est revenu souvent sur cette question et n'a jamais abdiqué sa première façon de penser. Au contraire, devant la fréquence des avortements qu'il a constatés, il en arrive à conseiller, lui aussi, les indications de l'accouchement prématuré artificiel.

Ici s'arrête l'analyse historique faite par Porak, dans sa thèse d'agrégation, 1880. Or l'impulsion donnée par Peter a donné lieu à de nombreuses observations nouvelles. C'est que, en effet, ce sujet est de la plus haute importance, non seulement en ce que deux existences, celle de la mère et celle de l'enfant, y sont en jeu, mais aussi parce que les conclusions pratiques à tirer de cette étude relativement au mariage possible ou au célibat obligatoire pour les femmes atteintes de lésion cardiaque diffèrent essentiellement et d'une façon presque complète, suivant que l'on donne au problème telle ou telle solution.

De prime abord, il semble qu'une question de la nature de celle que nous étudions ne soit pas susceptible de conduire à des conclusions différentes. Il en est cependant ainsi. Et, en effet, depuis que Peter a publié ses mémoires sur le sujet qui nous occupe, deux camps sinon tout à fait opposés, du moins bien différents dans leur manière de voir absolue, se sont formés. Les uns, avec Peter, soutiennent l'influence presque forcée de la grossesse sur les maladies du cœur ; les autres, avec Jaccoud, n'admettent qu'une influence mitigée. A quoi attribuer ces conclusions si différentes, tirées par des cliniciens tous de première valeur? A l'insuffisance des cas observés sans nul doute.

Ces réflexions générales étant posées, revenons au côté historique de la question, au point où nous l'avons laissé, et voyons un peu, par ordre de date, quels sont les médecins qui, depuis 1880, ont pris parti pour l'un ou l'autre des deux courants dont nous venons de parler.

Déjà, dans cette même année (1880), M. Baumel, alors chef de clinique à la Faculté de Montpellier, aujourd'hui professeur agrégé à la même Faculté, se basant sur une observation recueillie dans le service de M. Dupré, rompt tout court avec les propositions émises par Peter. Pour lui, l'influence de la grossesse sur les lésions cardiaques, même sur les lésions mitrales, est loin d'être aussi désastreuse et pour la mère et pour l'enfant que l'ont prétendu certains auteurs. L'insuffisance mitrale, pas plus que les autres lésions d'orifice, n'implique pas formellement la contre-indication du mariage.

Tout autre est l'opinion de Courrejol (thèse de Paris, 1881). Avec les professeurs Peter et G. Sée, il insiste sur les dangers plus grands dans l'insuffisance que dans le rétrécissement de l'orifice mitral. Ces dangers, quoique graves, sont moins fatals pour la mère, mais ils sont pernicieux pour le fœtus. Ils donnent lieu, en effet, très fréquemment aux fausses couches, aux avortements et aux accouchements prématurés.

Avec Wesner, 1884, nous revenons à l'opinion de M. Baumel. Rarement, suivant lui, une maladie du cœur subit l'influence spécifique de la grossesse. La cause de l'influence fâcheuse de la grossesse sur les maladies du cœur tient moins à l'augmentation prolongée de l'activité fonctionnelle du cœur par le fait de la grossesse qu'aux efforts psychiques et physiques de l'acte de l'accouchement qui réagissent sur le cœur.

L'année d'après, en 1885, une thèse de Bouquet-La-brange, faite sous l'inspiration du professeur Cornil, soutient à nouveau l'opinion de Peter. Pour cet auteur, la coexistence d'une grossesse et d'une maladie de cœur donne lieu, le plus souvent, à des accidents très redoutables. Cependant il fait observer qu'il existe quelques exemples plus rares, il est vrai, où la lésion cardiaque ne détermine au cours de la grossesse aucun symptôme particulier.

En 1886, le docteur Wilson (Société gynécologique et obs-tétricale de Baltimore) considère comme très fâcheuse l'in-fluence de la grossesse sur les maladies du cœur. Le cœur droit surtout peut être surdistendu et procurer ainsi une maladie mitrale.

En 1886 et 1887, Jaccoud étudie de très près le problème et arrive à des conclusions différentes de celles de Peter. Suivant lui, défendre le mariage à une femme atteinte d'une lésion mitrale du cœur sous prétexte que cette lésion peut être aggravée par une grossesse est une conclusion trop exagé-rée. Pour lui, la grossesse n'est qu'une cause occasionnelle de plus. Les malades auraient déjà éprouvé de par leur lésion mitrale des accidents graves.

Il distingue différents cas :

1° Si la malade n'a jamais souffert de sa lésion cardiaque, il n'y a pas de raison pour interdire le mariage ;

2° La malade a eu des accidents déjà graves avant le ma-riage. Ici encore pas de règle absolue.

S'il y a peu d'œdème, quelques palpitations, pas de gra-vité. Si au contraire il y a dypsnée, hémoptysies, albuminu-rie, le cas est très grave, ici il faut interdire le mariage. Le malade ne survivrait pas, car les accidents se reproduisant presque fatalement vers le quatrième mois de la grossesse, ils durent autant qu'elle et la malade ne peut guère y survi-vre.

En 1889, Murray (*New-York Annal. J. of. obst.*) lit une longue et intéressante communication sur la fréquence et la gravité des complications valvulaires survenues pendant la grossesse. L'hémorragie et les fausses couches sont dans ce cas la règle. Sous la plus minime des causes, la grossesse se termine par une fausse couche. L'auteur s'étonne, en terminant son compte rendu, du silence des ouvrages d'obstétrique américains sur ces faits.

Enfin, en 1890, paraît une thèse de Mme Lowenthal, intitulée « Contribution à l'étude du rétrécissement mitral pur », et faite sous l'inspiration de Huchard. L'auteur conclut avec Landouzy qu'« avec un rétrécissement mitral, on n'a pas le droit d'être mère. » Cette appréciation n'a pas besoin de commentaires.

Ce travail de Mme Lowenthal est le dernier en date que nous connaissions sur le sujet que nous étudions. Si quelque chose ressort de cet aperçu historique, c'est la divergence des opinions des auteurs. A quoi tient cette divergence ? Nous l'avons déjà dit, elle tient en grande partie à l'insuffisance des cas observés. De plus, il y a dans la résolution de ce problème plusieurs éléments qui entrent en ligne de compte : c'est le siège, le degré, la complexité des lésions valvulaires, c'est l'état du muscle cardiaque, la profession plus ou moins pénible de la malade, ce sont ses maladies antérieures, les règles hygiéniques de son existence, les conditions variables qu'imprime la grossesse à son organisme, ce sont les aspirations morales de la jeune femme. Voilà tout autant d'éléments qu'il faut considérer pour résoudre la question. Il y a là une appréciation complexe, difficile, qui explique en partie la divergence d'opinions à laquelle nous faisions allusion tout à l'heure.

Le plus sage, dans des situations semblables, est de bien surveiller ses malades et d'agir en conséquence. Mais, d'une façon générale, on peut dire avec les auteurs classiques Constantin Paul, Dujardin-Beaumetz, Huchard, Dieulafoy, parmi les médecins, avec Tarnier, Auvard, Charles, parmi les accoucheurs, que toute affection valvulaire, principalement de la mitrale, peut être singulièrement aggravée par une grossesse, à plus forte raison par plusieurs grossesses successives.

PRÉDOMINANCE DES LÉSIONS MITRALES SUR LES AUTRES LÉSIONS D'ORIFICE PENDANT LA GROSSESSE.

Les accidents gravido-cardiaques sont influencés de façons diverses par le siège de la lésion valvulaire. Il est donc nécessaire de connaître leur fréquence. Or les altérations mitrales sont bien plus fréquentes. Sur 70 observations réunies par Porak, 57 sont des affections mitrales, 13 seulement sont aortiques. C'est qu'en effet, comme l'a démontré Ollivier et comme l'a confirmé Lebert, le gravidisme détermine plus spécialement des poussées d'endocardite sur la valvule mitrale. La fréquence des lésions mitrales rend compte de la fréquence des troubles pulmonaires pendant la grossesse, troubles sur lesquels Peter a tant insisté. Et de fait la congestion, l'œdème, la dyspnée et autres troubles pulmonaires, sont de tous les accidents gravido-cardiaques ceux qu'on rencontre le plus souvent. Ces troubles surviennent généralement vers le milieu de la grossesse, alors que l'utérus commence de prendre un volume considérable. Nous avons déjà dit quelque part que ces troubles étaient dus à une gêne circulatoire et à un excès de tension sanguine. Les troubles dans le fonctionnement de la valvule mitrale étant les plus fréquents pendant la parturition, voyons maintenant comment ils se manifestent.

CHAPITRE II

A. — INFLUENCE DE LA PUERPÉRALITÉ SUR LES CARDIO-PATHIES MITRALES

Nous avons acquis que la puerpéralité peut créer de toutes pièces une affection valvulaire, de préférence mitrale, que la puerpéralité peut aggraver une lésion mitrale préexistante. C'est le moment maintenant de passer en revue les différents troubles qui se passent du côté de l'organisme maternel pour aboutir, en fin de compte, à l'établissement ou à l'aggravation de la lésion valvulaire.

1° TROUBLES GRAVIDO-CARDIAQUES GÉNÉRAUX. — On peut, avec Porak, réunir ces troubles sous quatre chefs :

a) *Troubles de l'innervation cardiaque* se traduisant par des palpitations, de la dyspnée, des vertiges, éblouissements.

b) Troubles respiratoires, liés à des lésions pulmonaires, et qui sont le plus fréquemment observés : congestion pulmonaire, œdème, hémorragie, troubles hépatiques, rénaux, etc.

On conçoit d'ailleurs fort bien que toutes les causes qui diminuent le champ respiratoire auront un contre-coup sur la circulation cardiaque, et que ces troubles pulmonaires pourront alors devenir graves. C'est dans ce sens que peuvent agir les bronchites, les lésions pulmonaires, etc.

Ces phénomènes de congestion pulmonaire s'accompagnent quelquefois d'une bronchorrée abondante. Les malades rejettent alors de nombreux crachats, tantôt spumeux, tantôt sanguinolents. C'est que les hémoptysies accompagnent, en effet, souvent ces désordres pulmonaires. Quelquefois même, elles constituent les seuls symptômes pulmonaires. On peut, d'ailleurs, observer des épistaxis, des hématémèses. Ces hémorragies sont le prélude atténué d'accidents plus graves survenant ultérieurement.

c) Troubles dus à la stase de la grande circulation : Asystolie. — Ces troubles sont peu fréquents, ils expliquent les épanchements dans les cavités séreuses et dans le tissu cellulaire.

d) Embolies. — Les infarctus du poumon, du rein et du foie, sont souvent mentionnés. Les embolies peuvent encore être transportés dans le cerveau et y déterminer des lésions sérieuses: hémiplégie, hémianesthésie, etc... Les embolies cérébrales se manifestent par des troubles trop caractéristiques pour passer inaperçues : l'hémiplégie survient brusquement, l'ictus s'accompagne généralement de perte de la connaissance, mais l'amélioration est presque toujours observée.

Quelques mots sur la pathogénie de chacun de ces troubles.

3

a) *Des troubles de l'innervation cardiaque.* — Les palpitations, la dyspnée cardiaque, souvent la syncope, peuvent donner une complication très gênante pour la malade au point de lui faire suspendre ses occupations. A la moindre fatigue, les battements du cœur deviennent pénibles. Des accès de dyspnée cardiaque, des suffocations ordinairement légères sont parfois assez violentes pour obliger la femme à se tenir assise dans son lit et pour troubler son sommeil. Le pouls est fort, bondissant; la malade est péniblement impressionnée par des battements dans la tête et les tempes.

b) *Des troubles respiratoires liés à des lésions pulmonaires : Congestion, œdème, etc.* — La congestion est généralement brusque, rarement elle s'améliore; au contraire, sa gravité augmente jusqu'à ce que l'avortement ou l'accouchement prématuré en soit la conséquence. Ce n'est qu'après l'expulsion du fœtus qu'on constate une amélioration notable. Ces phénomènes subis, rapides dans leur marche, peuvent s'accompagner d'hémoptysies, de bronchorrée sanguinolente. Ces troubles pulmonaires sont d'une interprétation difficile, étant donné, comme l'a montré Peter, qu'ils se montrent avec une grande rapidité. Ils sont dus généralement à une insuffisance de la valvule mitrale, compliquée de grossesse. Ils sont d'autant plus à craindre qu'ils sont plus avancés et se reproduisent dans plusieurs grossesses successives.

2° TROUBLES GRAVIDO-CARDIAQUES SPÉCIAUX AUX AFFECTIONS MITRALES

a) *Essoufflement.* — L'essoufflement peut être pendant longtemps le seul symptôme des lésions mitrales. La malade a « l'haleine courte »; elle ne s'en aperçoit pas quand elle est au repos, mais au moindre effort l'oppression apparaît. A cette période, la gêne de la circulation pulmonaire ne se traduit à l'auscultation du poumon par aucun signe. Plus tard, la dyspnée devient plus tenace, elle est due au ralentissement du cours du sang et la forte pression de l'artère pulmonaire.

Dans le cours de cette dyspnée progressive, la malade éprouve parfois des accès d'oppression, plus fréquents la nuit que le jour. Sa respiration est fréquente et haletante, les deux temps de la respiration brefs et saccadés, les palpitations fréquentes, le pouls petit, la peau froide et visqueuse.

b) Hémorragie du poumon et hémoptysie. — Ces hémorragies peuvent être dues au mauvais état des petits vaisseaux et à la gêne mécanique apportée à la circulation pulmonaire. Elles peuvent apparaître dès le début de la lésion mitrale avant tout autre symptôme et à l'occasion d'une cause déterminante telle que la grossesse.

c) Œdèmes périphériques. — Ils débutent par les malléoles. Lors de ses premières manifestations, l'infiltration disparaît le matin, après le repos de la nuit ; plus tard, elle devient permanente et se généralise, l'œdème gagne les cuisses, le tronc (anasarque). Les membranes séreuses sont le siège d'hydropisies.

d) Congestions viscérales. — La congestion des poumons st la première en date. Puis, la gêne de la petite circulation gagnant de proche en proche la grande circulation, les troubles se généralisent: de là, congestion du foie, gastro-intestinale, etc.

e) Embolie cérébrale. — Elle peut survenir à toutes les périodes de la maladie mitrale ; elle provoque des troubles : ramollissements, aphasie, etc.

f) Asystolie. — Le dernier terme de l'affection mitrale est l'asystolie.

Alors la maladie n'est plus limitée au cœur, chaque organe est malade pour son compte, l'organisme entier est envahi. C'est la cachexie cardiaque qui commence.

g) Examen du pouls. — Il est petit, inégal, irrégulier, intermittent. Donc il y a arythmie cardiaque. Cette arythmie cardiaque ne se montre qu'à une période assez avancée de la maladie.

h) Examen du cœur. — L'insuffisance se traduit à l'auscultation par un souffle systolique, assez râpeux, dur, ayant son maximum au-dessous et en dehors du mamelon.

Le rétrécissement mitral est caractérisé, suivant les cas, par un ronflement diastolique, plus accusé vers la fin de la diastole, puis par un roulement présystolique ou par un dédoublement diastolique.

L'auscultation seule permet de différencier le rétrécissement mitral de l'insuffisance mitrale. Tous les autres symptômes sont à peu près les mêmes.

DE LA MARCHE DES TROUBLES GRAVIDO-CARDIAQUES. — Les troubles pulmonaires et asystoliques manquent souvent. Mais, quand ils existent, ils persistent pendant toute la grossesse ou après une amélioration momentanée ils se reproduisent quelquefois avec plus de violence. Rarement avec eux la grossesse a pu suivre son cours jusqu'au terme.

L'apparition des accidents est d'autant plus fréquente et d'autant plus grave que la grossesse est plus avancée. Observés à plusieurs grossesses successives, les accidents d'abord peu sérieux se sont développés plus tôt et avec plus de gravité dans les grossesses ultérieures. La terminaison du travail n'est pas seulement « une délivrance maternelle, mais est encore une délivrance cardiaque (Peter) ». Cette aggravation pendant la grossesse, cette rapide amélioration après l'accouchement, sont une des meilleurs preuves de l'influence de la grossesse sur les cardiopathies. Malheureusement les troubles cardiaques ne s'améliorent pas toujours après l'accouchement, et la mort peut survenir. Porak cite 31 cas de mort.

Coup d'œil rétrospectif. — *En résumé*, l'influence de la grossesse sur les affections mitrales n'est pas douteuse, mais elle ne s'exerce pas *nécessairement*. La grossesse complique les affections du cœur en changeant les conditions de la circulation, en augmentant le travail du cœur, en modifiant la nutrition du myocarde, en provoquant des poussées d'endocardite. Ces lésions peuvent se développer pour la première fois sous l'influence de la grossesse, ou bien compliquer une endocardite préexistante.

B. — INFLUENCE DES CARDIOPATHIES MITRALES SUR LA GROSSESSE

Nous venons d'étudier l'influence de la grossesse sur les cardiopathies mitrales. Étudions maintenant l'influence inverse des cardiopathies mitrales sur la grossesse. Or cette influence est certaine.

Métrorrhagie. — Un des premiers troubles procuré par les affections mitrales pendant la grossesse, c'est le métrorrhagie. On observe, en effet, souvent des hémorragies dont la quantité, la qualité, la régularité, ne rappellent en rien l'écoulement menstruel. C'est surtout au moment de la délivrance (que cette délivrance soit hâtive comme l'expulsion du fœtus, ou qu'elle soit à terme) que cet accident est à redouter. Ces hémorragies sont probablement liées à l'inertie utérine. Celle-ci s'explique, en effet, par ce fait, que les accidents cardiarques sont souvent exagérés par les efforts du travail. Ces hémorragies sont souvent si abondantes qu'elles peuvent entraîner et entraînent parfois la mort de la malade.

b) *Avortement et accouchement prématuré.* — Un deuxième accident, non moins constant que le précédent, est l'avortement et l'accouchement prématuré. Sur 214 cardiaques, Auvard cite 88 accouchements avant terme, en moyenne 41 pour 100. L'action des maladies du cœur sur la terminaison prématurée de la grossesse est donc bien démontrée. Ces résultats paraissent dus aux troubles de nutrition, résultat nécessaire d'une hématose imparfaite.

c) *Mort du fœtus.* — La mort du fœtus est fréquente aussi. Porak l'a constaté presque une fois sur dix. Cette mort, comme l'avortement, doit tenir bien certainement à des troubles de la nutrition.

d) *Mauvais aspect du nouveau-né.* — Quand les cardiopathes ont mis au monde un enfant vivant, cet enfant est généralement chétif. Budin cite un cas où l'enfant ne pesait que 2,200 grammes. Généralement, l'enfant né dans ces conditions meurt dans le premier âge.

e) *Altérations du placenta.* — Peter et d'autres ont signalé aussi des altérations du placenta. Ces altérations existent bien, mais elles sont encore mal connues.

Résumons-nous. Les cardiopathies mitrales ont donc une influence évidente sur la grossesse en provoquant des métrorrhagies, en déterminant très souvent l'avortement ou l'accouchement prématuré, en nuisant d'une façon certaine au fœtus, qui tantôt meurt avant sa naissance ou naît dans des conditions de développement peu favorables et le disposant plus que les autres enfants à une mort prématurée.

C. — PRONOSTIC DES TROUBLES GRAVIDO-CARDIAQUES
DANS LES AFFECTIONS MITRALES

Nous avons déjà vu que, dans l'appréciation d'une lésion valvulaire, le siège de cette lésion avait une importance capitale. Or, nous l'avons vu aussi, les lésions mitrales sont de beaucoup les plus fréquentes et les plus dangereuses. Mais, à coup sûr, pour porter un pronostic complet, bien assis, le siège de la lésion ne suffit pas. Il faut faire entrer en ligne de compte d'autres facteurs moins importants, il est vrai, mais capitaux quand même. C'est ainsi qu'on doit rechercher l'état récent ou ancien de la lésion, l'état du myocarde, l'état général de la malade, les maladies antérieures, les accouchements antérieurs, la profession, les conditions hygiéniques, la fortune de la malade. Il est évident que, si toutes ces conditions tournent en bien, les troubles gravido-cardiaques auront bien des chances d'être tolérés sans trop de dégâts pour l'organisme. Si, au contraire, ces conditions tournent en mal, il est évident que ces mêmes troubles s'aggraveront par le fait même d'une mauvaise alimentation ou d'un travail forcé. Il ne faudrait pas croire cependant que cette dernière manière de voir soit absolue. Notre observation première prouve qu'une femme se trouvant dans les meilleures conditions possibles d'hygiène peut voir se réaliser et s'aggraver une lésion valvulaire sous l'influence de plusieurs grossesses successives, lésion qui peut conduire à la mort.

Si nous recherchons maintenant quels sont les signes pronostiques spéciaux des lésions mitrales, nous trouvons ici les auteurs en désaccord. Pour Peter et la plupart des auteurs, les lésions mitrales détermineraient des troubles sérieux. Pour Jaccoud, ces lésions sont quelquefois admirablement tolérées.

Question d'espèce. Quant à savoir si le rétrécissement mitral est plus grave que l'insuffisance mitrale, ici encore les auteurs ne sont pas d'accord. Pour G. Sée, le rétrécissement mitral jouirait d'une sorte d'immunité pendant la grossesse et le pronostic de l'insuffisance mitrale serait grave. Macdonald, lui, affirme que le rétrécissement mitral est très grave et que le pronostic est relativement bénin pour l'insuffisance mitrale, c'est-à-dire tout l'opposé.

Quoi qu'il en soit de ces assertions, ce qu'il y a de certain, c'est que les lésions mitrales prédisposeront davantage aux troubles pulmonaires qu'aux troubles asystoliques. L'aggravation de la lésion à chaque grossesse est très fréquente et d'autant plus marquée que la lésion est plus complexe. On voit alors des avortements, la mort du fœtus et l'aggravation définitive persistant après la grossesse.

Donc, d'une façon schématique, on peut dire :

Dans les affections mitrales, pronostic grave,
Pour la mère,
Pour le fœtus.

CHAPITRE III

TRAITEMENT DES TROUBLES GRAVIDO-CARDIAQUES MITRAUX

SOMMAIRE. — A. **Traitement prophylactique** : a) Hygiène sévère. — b) Repos. — c) Éviter les refroidissements. — B. **Traitement médical** : a) Digitale, Convallaria, Spartéine. — b) Saignée (Peter). — C. **Traitement obstétrical** : a) Avortement. — b) Accouchement prématuré.

A. — TRAITEMENT PROPHYLACTIQUE

Ce traitement suffit dans les cas où la lésion mitrale est compensée et ne donne lieu qu'à des troubles peu sérieux. Une bonne hygiène, un repos presque complet, suffiront le plus souvent et permettront à la parturiente de mener sa grossesse à bonne fin, surtout si elle a eu le soin d'éviter les émotions, les refroidissements. D'ailleurs, l'état général est là pour dire au médecin s'il doit intervenir d'une façon plus active.

B. — TRAITEMENT MÉDICAL

Ce traitement est celui des affections mitrales en général.

Or la thérapeutique des actions mitrales se résume dans les deux indications suivantes :

1° Mettre le cœur au niveau de sa tâche ;

2° S'opposer autant que possible à la dégénérescence gra-
nulo-graisseuse de cet organe.

Pour répondre à la première de ces indications, il faut chercher à élever et à augmenter la force tonique du cœur.

Or le médicament par excellence qui produit cet effet est
la digitale en macération. Après elle, et comme succédané,
le convallaria. Enfin, dans une période avancée, la caféine,
quand la digitale aura épuisé ses effets.

Pour répondre à la deuxième indication, il faut fatiguer le
cœur le moins possible. Or c'est justement le contraire qui
se passe pendant la grossesse. Le cœur est obligé de travailler pour deux. S'il était malade auparavant, et qu'il pût à
grand'peine suffire à sa tâche, à plus forte raison doit-il moins
y suffire par le fait même de ce surcroît de travail. C'est dans
ce sens que Peter affirme qu'il vaut mieux qu'une cardiopathe
ne se marie point. M. Porak aurait une tendance à se rap-
procher de l'opinion de Peter, de refuser à une cardiopathe le
mariage ; si elle est mariée, de l'engager à ne pas être mère ;
si elle est mère, de l'engager à ne pas nourrir son enfant.

Outre les médicaments ci-dessus mentionnés, Peter a vanté
l'effet de la saignée. Son emploi est en effet rationnel, parce
qu'elle diminue justement la quantité de sang augmentée pendant la grossesse, et qu'elle tend à modifier les phénomènes
congestifs, complications des plus fréquentes et des plus redoutables des affections valvulaires.

C. — TRAITEMENT OBSTÉTRICAL

Ce traitement doit varier suivant le degré, l'importance, la
fréquence, l'époque des troubles observés.

Si la femme ne présente pas de troubles graves, attendre,
surveiller et prévenir les accidents par le traitement et les
conseils prophylactiques appropriés.

Si la femme présente des signes inquiétants, il y a deux cas : ou bien le travail est déclaré et alors l'indication pressante est de terminer l'accouchement par une application de forceps ou une version dès que le col est perméable.

Ou bien le travail n'est pas déclaré. Que faire alors, le temps presse, les accidents sont alarmants ; si on attend quelques jours, on va perdre peut-être et mère et enfant.

Dans ces cas, le médecin est obligé de faire courir des risques à l'un des êtres qu'il a mission de sauver. Il faut alors essayer de sauver la mère et sacrifier s'il le faut l'enfant au risque de les perdre tous deux. Il doit tenter un avortement ou un accouchement prématuré. Et ici, comme le fait judicieusement observer Auvard, quand l'accoucheur se décidera à intervenir de cette façon, il ne devra jamais prendre seul cette détermination, mais le faire en commun avec un ou deux confrères, afin d'éviter tout commentaire malveillant au sujet de cette opération, qu'on pourrait dire pratiquée dans un but criminel. D'ailleurs cette opération est aujourd'hui bénigne, grâce à l'antisepsie. La mortalité, d'après Auvard, serait à peine de 5 pour 100.

Comme conclusion à tout cela, nous dirons avec Soyre : « Chaque fois qu'une mère est prise d'accidents graves qui compromettent sa santé et sa vie, l'accoucheur est autorisé à pratiquer l'accouchement prématuré artificiel. »

OBSERVATIONS

Les observations recueillies dans une thèse doivent, autant que possible, venir corroborer les documents y contenus. Aussi, pour être en harmonie avec ce principe, avons-nous songé à faire trois groupements parmi les observations que nous publions.

Dans un premier groupe, nous rangerons les cas de maladies de cœur réalisées sous l'influence de l'état gravide.

Dans un deuxième groupe, nous mettrons en évidence quelques observations qui démontrent d'une façon certaine que la grossesse, que les grossesses répétées surtout, peuvent aggraver une maladie de cœur préexistante.

Enfin, dans un dernier groupe, nous citerons quelques cas, encore très rares, il faut bien l'avouer, où une maladie de cœur préexistante n'a été influencée en rien que par de légers accidents par l'état puerpéral.

Nous aurons ainsi, nous semble-t-il, répondu d'une façon complète aux trois propositions que nous avons émises dans le cours de ce travail :

1° La grossesse peut créer instantanément des maladies de cœur ;

2° La grossesse, les grossesses répétées surtout, peuvent aggraver et aggravent le plus souvent une maladie de cœur préexistante;

3° Une cardiopathe peut quelquefois conduire sans incidents sérieux la grossesse jusqu'à terme.

Il est bien entendu que ces trois termes s'appliquent aux affections du cœur en général, mais aussi et surtout aux lésions mitrales.

Premier Groupe. — Cas où la lésion mitrale a été créée de toutes pièces par l'état puerpéral

Observation première

(*Bullet. Soc. biol.*, 1868. — Ollivier. — Résumée)

Insuffisance mitrale

Trente ans. Pas d'antécédents rhumatismaux. Pas d'ascendants alcooliques. Palpitations dès la deuxième grossesse. A la troisième grossesse (vingt-sept ans), hémiplégie gauche sans perte de connaissance. Aujourd'hui, palpitations et étouffements. Enceinte pour la sixième fois.

Ollivier chercha dans cette circonstance la cause de cet insuffisance, et, pour lui, elle résidait uniquement dans le surmenage causé par les grossesses répétées. A chaque grossesse, les accidents prenaient une tournure de plus en plus grave.

Observation II

(*Sociëté biol.*, 1873. — Ollivier. — Résumée)

Insuffisance et rétrécissement de l'orifice mitral

Pas de cause d'affection du cœur. Survient une grossesse qui détermine une poussée du côté du cœur. Trois nouvelles grossesses surviennent et avec chacune d'elles des troubles cardiaques s'accentuant jusqu'au terme. Accouchement à terme à la dernière grossesse. Enfant mort au bout de quelques jours.

A la cinquième grossesse, dyspnée, œdème des jambes; accouchement pénible, mais à terme. A la sixième grossesse, avortement à quatre mois. La lésion cardiaque s'aggrave, œdème, ascite, congestion pulmonaire. Quelque temps après, on la trouve morte dans son lit.

Observation III

(BUDIN, *Progrès médical,* 1873)

Insuffisance et rétrécissement mitral

Femme, quarante ans. Aucune cause d'endocardite. Trois premières grossesses, avortements à quatre mois et cinq mois. Quatrième grossesse, accouchement à terme d'un enfant mort. Cinquième et sixième grossesses normales, enfants chétifs, mais vivants. Septième et huitième grossesses, avortements à deux mois et demi. Neuvième et dixième grossesses, accouchements normaux d'enfants vivants. A la onzième grossesse, apparition de troubles cardiaques jusque-là inaperçus, dès la sixième semaine. Ces troubles s'aggravent jusqu'à l'avortement, qui a lieu à cinq mois et demi. Ces troubles cardiaques ont bien apparu sous l'influence de la grossesse. C'est elle qui, en se répétant, a créé, puis aggravé une maladie de cœur.

Observation IV

(PORAK, Thèse d'agrégation, 1880)

Rétrécissement mitral

Antécédents personnels et héréditaires nuls. A la première grossesse, dès le troisième mois, troubles cardiaques pour la

première fois : oppression, palpitations, dyspnée, hémoptysies, s'améliorent jusqu'au moment du terme, où l'accouchement se fait normalement. Le chloroforme est donné avec
succès pendant la période expulsive. L'amélioration s'accen-
tue après l'accouchement. Deuxième grossesse : cachexie. Les
troubles cardiaques se reproduisent : œdème des membres
inférieurs vers le quatrième mois de la grossesse ; ils s'aggravent considérablement vers le septième mois : toux, orthopnée, anasarque. État tellement grave qu'on pense à pratiquer l'accouchement prématuré artificiel. Accouchement
prématuré spontané au huitième mois. Pas d'amélioration
notable après l'accouchement. Au sixième jour de couches,
mort subite.

A ces quatre observations, que nous avons choisies volon-
tairement parce qu'elles sont les plus anciennes en date, nous
en ajoutons une cinquième qui nous est personnelle et qui a
été prise avec beaucoup de patience.

Observation V

(PERSONNELLE)

Neurasthénie. — Surmenage intellectuel. — Trois grossesses. — Surmenage
physique.— Affection mitrale réalisée sous cette double influence. — Troubles persistants.

Maria G..., née de père bien portant et de mère arthritique, présente dès son jeune âge des dispositions pour le travail. Les parents l'encouragent dans cette voie et la mettent
en pension à l'âge de douze ans. Elle y travaille avec beaucoup d'ardeur, et son bonheur est d'arriver toujours la première dans ses travaux. Si elle manque son but, elle ne manque pas chaque fois d'être malade pendant un à deux jours.
Après cinq mois passés en pension, elle sent quelques dou-

leurs de tête, d'abord passagères, puis plus tenaces, et arrivée au treizième mois de son internat elle est devenue migraineuse au complet. Le repos seul lui calme ses douleurs, mais ce repos au lit, qu'elle reconnaît lui être absolument indispensable, elle le prend en se lamentant, car elle songe qu'elle a des leçons à apprendre, des devoirs à composer. Et ce temps que le repos lui-même lui enlève, comment le rattraper pour occuper la première place ?

De là des tortures incessantes qu'on ne trouve certes que très rarement chez un enfant de cet âge. Mais que lui importe son mal. Elle a un but, il faut prendre son brevet simple d'abord, puis on verra le brevet supérieur ensuite. Mais les maux de tête persistent toujours, et, au grand désappointement de la jeune fille, il faut quitter la pension pour aller prendre du repos à la campagne. Le médecin l'a ordonné et les parents ont obéi à ses conseils.

Arrivée dans sa famille, elle demande ses livres et veut immédiatement reprendre ses chères études. On les lui refuse d'abord, mais devant les lamentations, les prostestations de la jeune fille, les parents ne tardent pas à céder et les livres lui sont rendus.

A partir de ce moment (elle a alors quinze ans), plus de trêve ni de repos. Elle passe six mois à lire et à écrire nuit et jour, malgré les récriminations de la famille. Il faut arriver, dit-elle, et le mois de juillet va être là, il faut coûte que coûte prendre son brevet. Elle y arrive, en effet, mais dans quelles conditions de santé ? La jeune fille est amaigrie, tous ses membres sont endoloris ; elle éprouve une fatigue musculaire générale et sent le besoin de prendre un repos contre lequel elle lutte avec ténacité. Mais bientôt ce besoin de repos devient tellement nécessaire que la jeune fille, désespérée de ne pouvoir préparer son brevet supérieur, et ajoutant ainsi des chagrins moraux à un surmenage intellectuel, est bientôt obli-

gée de laisser tout travail d'esprit de côté. D'ailleurs ce tra
vail qu'auparavant elle avait si facile est devenu pénible pour
elle, de là un découragement plus prononcé.

A ces troubles intellectuels et moraux, il faut ajouter aussi
comme trouble physique une douleur de reins qui, par mo-
ments, est très vive. Cette rachialgie est presque continue et
la jeune fille se figure être phtisique. On voit le médecin de
la famille, on le consulte, et le médecin essaye de faire com-
prendre à la jeune fille que les troubles qu'elle présente sont
des accidents purement nerveux. Il conseille les toniques,
l'hydrothérapie, un exercice modéré. Sous cette influence, et
revenue un peu de son désespoir de ne plus pouvoir continuer
à travailler, elle prend quelque courage. Elle souffre moins
de ses reins, les douleurs de la tête sont moins vives ; elle se
sent plus dégagée, et, dès ce moment, elle a un ferme espoir
dans une guérison prochaine.

Une saison passée à Bagnères la ramène en très bon état
chez elle. Elle a en ce moment dix-neuf ans.

Voilà donc une jeune fille née de mère arthritique, qui pré
sente elle-même des troubles diathésiques de même nature.
Or ces troubles ressemblent fort à ceux que l'on décrit dans
cette névrose fin de siècle qu'on a appelée neurasthénie ou maladie des surmenés. C'est, du moins, la conviction de notre
parent, le docteur Chasserau, qui l'a soignée jusqu'au moment actuel.

Reprenons, ou plutôt continuons l'histoire de cette malade
à ce point-là, et voyons ce qu'elle va devenir. Elle a vingt
ans, la jeune fille va relativement bien. De temps à autre,
quelques légères palpitations, quelques bouffées de chaleur,
puis quelques céphalées en casque et des douleurs de reins
encore assez vives, mais devenues très rares. A l'auscultation
du côté du cœur, pas de bruit de souffle.

C'est dans ces conditions qu'on songe à marier et qu'on

4

marie la jeune fille. Au bout du troisième mois, les règles qui
(hâtons-nous de le dire, car nous n'en avons pas parlé jusqu'ici) étaient très régulières et très abondantes normalement,
furent supprimées. On pensa à une grossesse; cette prévision
fut reconnue juste dès le troisième mois de la grossesse. La
jeune femme eut des vomissements, des troubles du côté des
voies digestives. Mais ce qui attira particulièrement notre attention en ce moment-là, ce furent les palpitations dont se plai-
gnait continuellement la jeune parturiente. Ces palpitations,
à son dire, étaient très fréquentes et la moindre fatigue la
laissait absolument anéantie. Nous l'auscultâmes, notre parent
et nous, et nous trouvâmes un léger bruit de souffle au premier temps, se propageant du côté de l'aisselle. Nous diagnos-
tiquâmes une insuffisance mitrale. Nous tînmes la malade en
observation, et l'auscultation, souvent répétée, nous démontra
que la lésion cardiaque augmentait avec l'âge de la grossesse.
D'ailleurs, de nouveaux signes extérieurs de cette lésion
s'étaient fait jour. La malade était en proie à des accès d'oppression, de dyspnée, d'abord peu fréquents, fugaces, mais
devenus petit à petit plus fréquents, plus persistants. A cette
dyspnée, vers la fin du quatrième mois de la grossesse, vint
s'ajouter de l'œdème. Cet œdème, qui débuta par les malléoles, se propagea de proche en proche jusqu'aux cuisses et à la
vulve.

Ces accidents augmentèrent en gravité jusqu'à la fin du
quatrième mois. Vers cette époque, après une chute peu forte,
elle fait une fausse couche suivie d'une métrorrhagie qui ne
laissa pas de nous donner une grande inquiétude. La délivrance amena une accalmie de tous les troubles, mais ne les
fit pas disparaître. Trois mois après, nouvelle grossesse suivie
des mêmes accidents, mais ces accidents plus graves qu'à la
première grossesse. Au début du cinquième mois, nouvelle
fausse couche et délivrance normale. Nouvelle accalmie des

troubles cardiaques, qui se renouvellent à une troisième grossesse, suivie encore d'une nouvelle fausse couche, avec amaigrissement considérable et perte des forces.

La gravité croissante de ces accidents a fait peur à la jeune dame, qui, malgré son désir le plus ardent d'être mère, a renoncé à le devenir. Depuis deux ans, elle vit avec sa lésion mitrale qu'elle supporte d'une façon convenable. Il faut bien le dire, cette dame est dans les conditions d'hygiène le plus souhaitables pour une lésion du cœur. Nous la voyons très souvent, et en somme, avec le repos, l'hygiène et un traitement dont la base est la digitale, elle se maintient sans avancer ni reculer.

Cette observation nous a paru intéressante à relater. Mais, avant de la terminer, il nous semble que nous devons nous poser une question. Cette lésion mitrale est-elle due à la névrose première, à la neurasthénie ? Ou bien est-elle due à la première grossesse ? Ici la réponse est difficile. Sans être affirmatif sur la réponse, nous pensons qu'il faut faire une part aux deux éléments. D'une part, le surmenage intellectuel a amené la neurasthénie. Cette neurasthénie a créé une prédisposition morbide, et cette prédisposition a laissé un terrain tout préparé à subir l'influence d'un nouveau surmenage. Le surmenage créé par la grossesse est venu s'ajouter au surmenage intellectuel, et la résultante de cette double action a créé la maladie de cœur.

Nous pensons que c'est là la conclusion la plus sage à tirer de cette observation.

Donc, comme conclusion, la grossesse, quand elle trouve un terrain préparé par une diathèse, peut créer une maladie de cœur.

Deuxième Groupe. — Cas où la lésion mitrale préexistante a été aggravée par la grossesse, les grossesses répétées surtout.

Observation première

(Peter, *Mémoire inédit*, 1875)

Femme, vingt-six ans, scarlatine à cinq ans. En 1869, première grossesse : au troisième mois pneumonie, depuis palpitations, hémoptysies jusqu'au sixième mois. Amélioration dans les quinze derniers jours. Accouchement normal, état satisfaisant pendant quinze mois. En 1871, deuxième grossesse : du quatrième au sixième mois, hémoptysies plus abondantes que la première fois, essoufflement, œdème des malléoles. Accouchement long, mais normal. En 1872, troisième grossesse. Dès le troisième mois, hémoptysies, palpitations violentes empêchant tout travail. Œdème. Amélioration au cinquième et sixième mois. Réapparition des accidents au septième mois : vomissements de sang deux fois à trois jours d'intervalle (2 litres). Accouchement laborieux suivi d'une perte de sang très difficile à arrêter. En 1874, quatrième grossesse : dès le début, hémoptysies presque continuelles et persistant tout le temps de la grossesse. Quinze jours avant l'accouchement, vomissements de sang (1 litre au moins), palpitations, dyspnée dès le deuxième mois, rendant tout travail impossible dès le sixième mois. Dans les derniers temps, œdème des membres inférieurs. Accouchement d'un enfant chétif. Métrorrhagie plus abondante que la dernière fois. Amélioration après l'accouchement. En 1876, nouvelle grossesse aggravant la lésion mitrale : congestion pulmonaire intense, dyspnée avec hémoptysies, asystolie. Cachexie cardiaque, accouchement prématuré naturel à cinq mois et demi. Métrorrhagie. Mort de la mère.

Observation II

(Inédite. — Due à l'obligeance du docteur Peyret, de Toulouse)

Insuffisance mitrale. — Quatre grossesses. — Accidents très graves. — Avortement spontané. — Disparition des accidents.

Marie T..., âgée de trente-cinq ans, est d'une constitution pléthorique. Elle a eu des rhumatismes articulaires aigus, et depuis lors elle accuse un léger essoufflement quand elle marche un peu vite ou quand elle fait un travail pénible.

Le docteur Peyret fut appelé à la secourir au mois de juillet 1887. On vint le chercher en toute hâte, en lui disant qu'elle se mourait. En arrivant, il trouva la malade renversée sur une chaise et soutenue par quelques personnes. La figure était vultueuse ; la respiration, pénible et sifflante, était devenue très superficielle ; la poitrine était dilatée ; la bouche laissait échapper une écume rosée parsemée de stries sanguinolentes. La malade était dans l'impossibilité de répondre à ses questions. Les personnes qui l'entouraient apprirent au médecin traitant que cette dame avait été prise d'un accès de suffocation qui peu à peu l'avait mise dans cet état.

L'auscultation révélait dans toute la poitrine la présence de râles crépitants fins qui arrivaient à l'oreille par bouffées. Le pouls était petit, dur et fréquent. Les bruits pulmonaires rendaient très difficile l'auscultation du cœur. Le Dr Peyret fit appliquer des sinapismes aux membres inférieurs et autour des poignets, et compléta la révulsion par des ventouses scarifiées sur la partie postérieure du thorax. Malgré cette médication, la respiration ne se rétablissait pas et la malade, de plus en plus asphyxiée, avait finit par perdre connaissance. Le médecin traitant pratiqua aussitôt une saignée de 500 grammes, et il en résultat un soulagement presque immédiat. La malade reprit connaissance, les lèvres reprirent leur teinte rosée, la respiration devint plus ample. Le Dr Peyret partit, laissant la malade dans un état satisfaisant. Le lendemain, même état ; la nuit avait été bonne et réparatrice. La malade rappela qu'elle avait fait déjà une fausse couche de trois mois et que cette deuxième grossesse avait été marquée par des accès de suffocation plus fréquents et plus forts, depuis deux mois surtout.

La malade avait de la fièvre et accusait un point de côté assez violent à gauche du thorax. Sur ce côté, on constata un peu de matité et des bouffées de râles crépitants fins.

Au cœur, on entendait un bruit de souffle très net, ayant son maximum à la pointe et au premier temps, et se propageant le long de la ligne axillaire. C'était bien là le signe de l'insuffisance mitrale.

Les bruits du cœur du fœtus étaient affaiblis. Les jambes étaient légèrement enflées. La malade accusait quelques douleurs dans le ventre, dans les reins, et le médecin supposa que ces douleurs étaient l'indice d'un commencement de travail. Il eut lieu, en effet, trente-six heures après la crise ; l'accouchement fut long, pénible, la délivrance fut suivie d'une hémorragie assez considérable, hémorragie dont on se rendit maître par une injection d'ergotine d'Yvon et par un tamponnement soigné. Quant à l'enfant, il vécut six heures.

Cependant la fièvre persistait, ce qui s'expliqua très bien par l'existence d'une pleurésie moyenne du côté gauche. Cette pleurésie, traitée par des moyens ordinaires, disparut assez rapidement.

En mai 1888, la malade vient annoncer au docteur Peyret que ses règles, jusque-là régulières, n'avaient pas reparu le mois dernier et qu'elle se croyait enceinte d'un mois environ. Cette nouvelle, qui la comblait de joie, ne laissait pas de donner quelque inquiétude au médecin traitant, qui l'examina de nouveau et constata encore la présence d'un bruit de souffle à la pointe et au premier temps. La malade, très heureuse de sa situation, prétendait se porter à merveille et ne pas ressentir le moindre essoufflement. Le médecin lui conseilla un repos à peu près absolu, une bonne hygiène, et lui prescrivit de revenir le voir aux premiers symptômes d'essoufflement trop marqués dans le cas où ils se produiraient. Ils se produisirent en effet, et au commencement d'août, c'est-à-dire vers le quatrième mois de sa grossesse, la malade eût deux accès de suffocation assez violents et coup sur coup, ce qui appela de nouveau l'intervention du médecin. Ces deux petites crises affaiblies étaient le prélude de nouvelles crises plus fortes. On conseila un exercice modéré, le lait et quelques macérations de digitale. Tout alla bien une quinzaine de jours. Mais bientôt la malade est prise par de nouvelles crises très fortes semblables à la crise qu'elle avait eue pendant sa première grossesse. Il fallut de nouveau avoir recours aux saignées abondantes et aux ventouses scarifiées. C'était à la fin du cinquième mois.

La malade fut saignée trois fois dans la même semaine ; au lendemain de chaque crise, elle reprenait courage et ne désespérait pas, tant elle désirait de porter son enfant jusqu'à terme. En présence d'accidents aussi graves, le docteur Peyret se demanda si l'avortement provoqué n'était pas de mise. Il en parla à la famille, en ayant soin de demander des confrères en consultation, mais la famille s'y refusa obstinément, elle craignait une mort pendant l'opération. Or une cinquième et une sixième attaque coup sur coup survenue en moins de deux jours mit la malade dans un état très alarmant. L'œdème menaçait de se généraliser, la dypsnée était très avancée. La mort était imminente. On proposa de nouveau l'intervention obstétricale. Heureusement elle ne fut pas nécessaire. En effet, l'avortement eut lieu spontanément après un travail très long.

Il fut suivi d'une hémorragie qui dura près de deux jours. Inutile de dire que l'enfant dont on n'entendait plus depuis quelques jours les battements fœtaux était mort. Cette grossesse laissa chez la malade une maladie de cœur qui continua de se manifester même après la grossesse par des troubles très graves.

Cette dame est encore vivante, mais elle est en pleine cachexie cardiaque.

Troisième Groupe. — CAS OÙ LA LÉSION MITRALE A PERMIS A LA GROSSESSE D'ALLER JUSQU'A TERME SANS TROUBLES TROP SÉRIEUX.

Observation première

(L. BAUMEL, *Montpellier médical*, 1880)

Zoé N..., âgée de vingt-quatre ans, entre à l'hôpital Saint-Eloi et est couchée au numéro 7 de la salle Sainte-Marie, service de la clinique médicale. Professeur : M. Dupré.

Elle raconte que le 6 février 1879, se trouvant à Bordeaux, elle fut prise subitement, au deuxième mois d'une seconde grossesse, d'un vertige considérable avec chute et perte de connaissance seulement pendant cinq minutes. Se trouvant seule, elle resta sur le sol jusqu'à ce que, deux heures plus tard, elle fut relevée. Elle était atteinte d'aphasie avec hémiplégie droite.

L'aphasie ne dura que six jours, la paralysie du bras disparut complètement au bout de plusieurs mois ; la jambe, qui permet à la malade de marcher est encore traînante. Le pied est dans l'extension, etc.

Toute jeune, la malade avait des palpitations de cœur qui ne lui permettaient pas de prendre part comme ses jeunes amies aux amusements de son âge.

Elle se rappelle avoir eu des croûtes dans les cheveux et des engorgements ganglionnaires non suppurés à la région cervicale.

Pas de rhumatisme antérieur. Cette malade, fort intelligente, en rendrait compte certainement si elle avait éprouvé les atteintes de cette affection qui peut cependant avoir existé chez elle à un âge trop peu avancé toutefois pour qu'elle ait pu en conserver le souvenir.

Elle dit avoir été choréique pendant quatre ans (de huit à douze ans), à la suite d'une frayeur. Périodes d'agitation séparées par des périodes de calme pendant tout ce temps. Elle a été réglée à quinze ans et a éprouvé bien souvent la sensation de la boule hystérique. A l'âge de quinze ans (étant déjà mentruée), elle avait eu, se trouvant sur une route, une première attaque avec chute subite, sans perte absolue de connaissance et impossibilité complète de se relever. Deux heures après, elle put reprendre ses occupations ordinaires.

La malade se plaint encore, et depuis cette époque, de vertiges se renouvelant trois ou quatre fois par jour et s'accompagnant de bourdonnements d'oreilles.

La région précordiale présente une voussure assez étendue. L'application de la main fait percevoir un frémissement cataire des plus intenses.

L'auscultation révèle, à la pointe et au-dessus du sein gauche, l'existence d'un bruit de souffle très râpeux, présystolique et couvrant entièrement le premier bruit. Dédoublement du second. Il s'agit donc là d'un rétrécissement avec insuffisance mitrale.

Devenue enceinte, la première fois, à l'âge de vingt et un ans, elle fut prise, dès le début de la grossesse et pendant les quatre premiers mois, d'hémoptysies assez abondantes qui l'obligeaient à entrer à l'hôpital, dans le service de M. Hérard, à Paris, où elle se trouvait à cette époque. Grâce au traitement institué par le médecin traitant (glace, teinture de digitale), les hémoptysies furent supprimées. On l'envoya à la campagne passer le cinquième mois. Enfin, la grossesse suivit son cours sans autres troubles que de l'essoufflement et des palpitations survenant toutes les fois que la malade fatiguait un peu. Quant aux deux derniers mois, ils présentèrent à noter un œdème des membres inférieurs.

La seconde grossesse ne fut troublée que par l'attaque susmentionnée dans le courant du deuxième mois, et l'œdème des membres inférieurs qui survint à la même époque que dans la première.

Chaque fois, l'œdème disparut après l'accouchement.

La deuxième remonte à sept mois environ et la femme ne se plaint aujourd'hui que de la gêne apportée à la marche par sa jambe droite.

Les palpitations ne sont ni plus fréquentes ni plus fortes qu'elles ne l'étaient avant ses deux grossesses.

Observation II

(JACCOUD, *France médicale*, 1887)

Femme couturière, trente-deux ans. A eu un rhumatisme articulaire aigu qui a duré plusieurs mois. Le cœur a dû être pris, car, depuis cette atteinte, la malade se plaint de palpitations et d'essoufflement en montant les escaliers.

Deuxième attaque de rhumatisme : le cœur est atteint : ventouses scarifiées et vésicatoires volants sur la région précordiale. Enflure, dyspnée due à l'affection cardiaque. Varices. Pas d'albumine. Rétrécissement mitral caractéristique. Pour Jaccoud, la cardiopathie aurait précédé de plusieurs mois la grossesse puisqu'il y avait eu essoufflement, dyspnée. Cette affection porte sur la valvule mitrale, c'est-à-dire que, pour certains, c'est la plus redoutable quand il survient une grossesse.

En effet, Peter et ses élèves (nous l'avons vu) ont avancé que la grossesse aggravait tellement les lésions mitrales préexistantes qu'il convenait d'interdire formellement le mariage aux personnes atteintes de ces lésions. Or ces conclusions, suivant Jaccoud, sont exagérées. Pour lui, la grossesse n'est qu'une cause occasionnelle de plus ; les malades auraient déjà éprouvé, de par leur lésion, des accidents graves. C'est le cas de la malade dont nous venons de parler. Celle-ci avait éprouvé déjà des accidents sérieux avant la grossesse. Celle-ci survenant, elle a fait réapparaître ces troubles qui ont ensuite disparu avec elle sans laisser de traces.

Jaccoud cite un autre cas absolument semblable dans ses leçons cliniques faites à la Pitié (8 mai 1886).

CONCLUSIONS PRATIQUES

1° Les lésions mitrales sont de toutes les lésions valvulaires celles que l'on rencontre le plus fréquemment pendant
la grossesse.

2° La grossesse peut créer de toutes pièces des cardiopathies mitrales. Leur éclosion est favorisée par les diathèses.

3° La grossesse, les grossesses répétées surtout, peuvent
aggraver et aggravent en effet le plus souvent les lésions mitrales préexistantes.

4° L'influence de la puerpéralité sur les affections mitrales
se traduit par des troubles gravido-cardiaques qui peuvent
se grouper sous quatre chefs : troubles de l'innervation cardiaque, troubles respiratoires, stases dans la grande circulation et embolies.

A côté de ces troubles graves, on observe en clinique des
exemples, plus rares il est vrai, où la lésion mitrale ne détermine au cours de la grossesse aucun symptôme particulier.

5° L'influence des cardiopathies mitrales sur la grossesse
est certaine. Elle se manifeste par des métrorrhagies, des
avortements et des accouchements prématurés, par la mort
du fœtus, par l'aspect chétif du nouveau-né, s'il naît vivant,
et sa tendance à une mort précoce.

Règle générale, quand on se trouve en présence d'une
femme qui a fait coup sur coup trois ou quatre fausses-cou-
ches, se méfier et porter toute son attention du côté du cœur.

6° Le pronostic de ces troubles gravido-cardiaques est
généralement sombre. Mais il faut tenir grand compte, dans

l'appréciation de leur valeur pronostique, du siège, du degré, de la complexité de la lésion cardiaque et de plusieurs autres facteurs ; état de santé antérieur, état de fortune, conditions sociales, grossesses antérieures, etc.

D'une façon générale, les lésions mitrales sont plus graves que les autres lésions valvulaires. Leur pronostic est grave pour la mère, bien plus grave, presque fatal pour le fœtus.

7° Le traitement de ces divers troubles gravido-cardiaques variera suivant le degré auquel ils sont arrivés. Si la grossesse suit assez bien son cours, si la lésion mitrale est presque compensée, le traitement sera purement prophylactique : repos et surveillance suffiront. Si la lésion n'est plus compensée et donne lieu à des symptômes quelque peu inquiétants, instituer immédiatement le traitement des affections mitrales : digitale, convallaria... Enfin, dans les cas extrêmes où on ne peut sauver la mère qu'en sacrifiant le plus souvent la vie de l'enfant, recourir au traitement obstétrical et provoquer, suivant le cas, l'avortement ou l'accouchement prématuré artificiel. L'opinion de Soyre à ce sujet reste toujours vraie : « Chaque fois que, dans le cours de la grossesse, la mère est prise d'accidents graves qui menacent sa santé et sa vie, l'accoucheur est autorisé à pratiquer l'accouchement prématuré artificiel. » Cette opération est d'ailleurs suivie généralement d'un plein succès pour la mère.

BIBLIOGRAPHIE

Thèse de Porak pour l'historique de la question jusqu'en 1880.

CARRIEU. — De la fatigue. (Thèse d'agrégation, 1878.)

BAUMEL. — Troubles gravido-cardiaques. (Montpellier médical, juillet 1880.)

LETULLE. — Etat du cœur chez les femmes enceintes. (Arch. de tocologie, t. VIII, 1881.)

L. COURREJOL. — Accidents gravido-cardiaques. (Thèse de Paris, n° 329, 1881.)

H. BOURGOUGNON. — Etat du cœur à la fin de la grossesse. (Thèse de Paris, n° 105, 1883.)

WESSNER. — Maladies chroniques du cœur et puerpéralité. (Chronische Hertzkrankheiten und Puerperium.)
Dissertation inaugurale Saint-Gall, 1884.

BOUQUET-LAGRANGE. — Grossesse et maladies du cœur. (Thèse de Paris, n° 330, 1884.)

F.-A. ASHBY. —De l'influence de la grossesse sur les maladies cardiaques, 1886. (Répertoire universel d'obstétr. et gynécol., t. I.)

OTTO ENGELSTROM. — Grossesse et circulation. (Annales de gynécol., 1886.)

JACCOUD. — Rapports des cardiapathies avec la grossesse. (France médicale, 1887.)

S. REMY. — Grossesse et maladies du cœur. (Revue médicale de l'Est, 15 mars 1888.)

Mme LOWENTHAL. — Influence réciproque du rétrécissement mitral et de la grossesse. (Thèse de Paris, n° 142, 1889.)

MURRAY. — Affections cardiaques compliquant la grossesse. (New-York. Obst. Soc. nov., 1889, in Rep. Univ., 1890.)

CONSTANTIN PAUL. — Ouvrages classiques : Maladies du cœur.

HUCHARD. — Ouvrages classiques : Maladies du cœur.

DUJARDIN-BEAUMETZ. — Cliniques thérapeut., t. I.

DIEULAFOY. — Pathol. int , t. I.

AUVARD. — Accouchements.

CHARLES. — Accouchements.

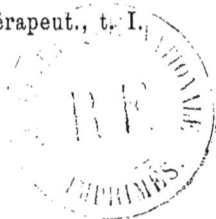

132

www.ingramcontent.com/pod-product-compliance
Lightning Source LLC
Chambersburg PA
CBHW060648210326
41520CB00010B/1792